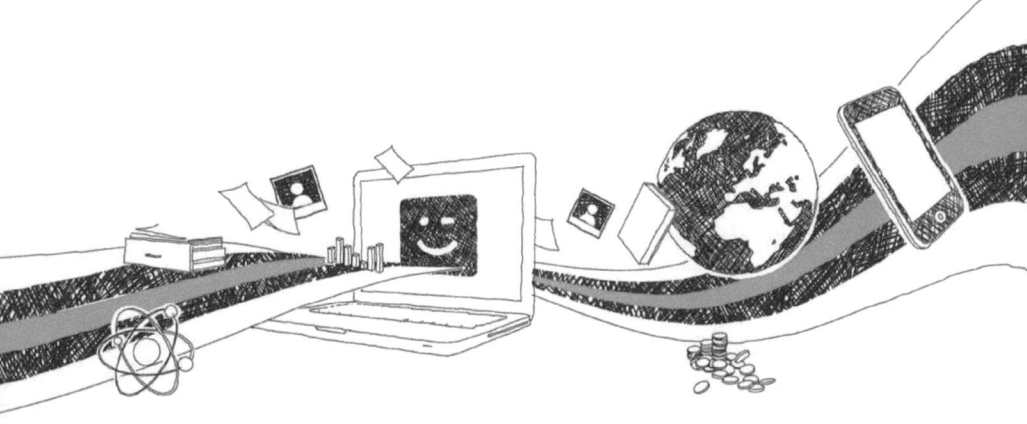
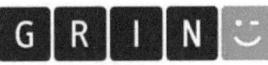

Arne Mahler

Auswirkungen des mittleren und höheren Managements auf das Krankenhaus als lernende Organisation

Ausgewählte Aspekte und entsprechende Schlussfolgerungen am Beispiel des ärztlichen Managements

GRIN Verlag

Bibliografische Information der Deutschen Nationalbibliothek:

Die Deutsche Bibliothek verzeichnet diese Publikation in der Deutschen National-
bibliografie; detaillierte bibliografische Daten sind im Internet über http://dnb.d-
nb.de/ abrufbar.

Impressum:

Copyright © 2006 GRIN Verlag GmbH
Druck und Bindung: Books on Demand GmbH, Norderstedt Germany
ISBN: 978-3-638-85967-7

Dieses Buch bei GRIN:

http://www.grin.com/de/e-book/79001/auswirkungen-des-mittleren-und-hoeheren-
managements-auf-das-krankenhaus

GRIN - Your knowledge has value

Der GRIN Verlag publiziert seit 1998 wissenschaftliche Arbeiten von Studenten, Hochschullehrern und anderen Akademikern als eBook und gedrucktes Buch. Die Verlagswebsite www.grin.com ist die ideale Plattform zur Veröffentlichung von Hausarbeiten, Abschlussarbeiten, wissenschaftlichen Aufsätzen, Dissertationen und Fachbüchern.

Besuchen Sie uns im Internet:

http://www.grin.com/

http://www.facebook.com/grincom

http://www.twitter.com/grin_com

Auswirkungen des mittleren und höheren Managements auf das Krankenhaus als lernende Organisation

Ausgewählte Aspekte und entsprechende Schlussfolgerungen am Beispiel des ärztlichen Managements

von

Arne Mahler

Inhalt

1. Einleitung

Das deutsche Gesundheitssystem befindet sich in enormen Wandlungsprozessen. Es wird von neuen Anforderungen geprägt, unterliegt u.a. einem höheren Wettbewerb und größerer Bürgerbeteiligung. Diese Veränderungen betreffen sehr stark auch das Krankenhauswesen. Krankenhäuser sind aufgrund dessen gezwungen, sich neue Wege und Aufgaben im Gesundheitswesen zu suchen. Sie müssen sich hohem ökonomischen Druck aussetzen und zugleich eine gute Dienstleistungsqualität hervorbringen, um sowohl effizient wie auch effektiv zu sein.

Um solche Veränderungsprozesse umsetzen zu können, ist von den Krankenhäusern gefordert, sich laufend weiter zu entwickeln, sich mit den gegebenen Bedingungen auseinanderzusetzen sowie Ressourcen zu bündeln und zu schaffen. Dies beinhaltet kontinuierliche Lernprozesse im Rahmen der Organisationsentwicklung. Damit ist ein Krankenhaus eine sogenannte Lernende Organisation.

In dieser Arbeit soll sich die diesbezügliche Perspektive auf das mittlere und höhere Management von Krankenhäusern beziehen. Hierbei soll sich im exemplarischen Sinne überwiegend auf das ärztliche Management beschränkt werden.

Die Arbeit richtet sich in einer Literaturanalyse an der Frage aus, welche Auswirkungen das mittlere und höhere Management eines Krankenhauses auf die Lernende Organisation besitzt und welche Bedeutung dies im aktuellen gesundheitspolitischen Geschehen hat. Das Ziel der Arbeit ist, zu zeigen, dass sich aufgrund der enormen Wandlungen im Gesundheitswesen ebensolche Anforderungs- und Aufgabenveränderungen für das Krankenhausmanagement ergeben. Dabei soll sie sich an folgenden Thesen orientieren:

- Der Kooperationsbedarf der verschiedenen Managementdisziplinen (Medizin, Pflege, Verwaltung) untereinander erhöht sich;
- Die Verantwortung der Personen des Managements insbesondere gegenüber dem Human- und Organisationskapital nimmt zu;
- Die Orientierungspunkte, Wissensgrundlagen und Kompetenzanforderungen der Führungspersonen im Krankenhaus verändern sich;
- Die Qualifikations- bzw. Bildungsanforderungen der Personen im

Krankenhausmanagement steigen enorm.

Die Ausrichtung der Arbeit soll sich dabei auf ausgewählte Aspekte wie Organisationsentwicklung, Gesundheitsmanagement und betriebliche Gesundheitsförderung beschränken.

2. Das Krankenhaus als Lernende Organisation

Das Gesundheitswesen ist ein wirtschaftlicher Beschäftigungs- und Wachstumsfaktor. Es ist aber zugleich ein kostenintensives System, das insbesondere aufgrund der immanenten Kostenregulierungen spezifischen Störfaktoren ausgesetzt ist, die wiederum große Auswirkungen auf die Gesamtwirtschaft haben. Sind die Kosten des Gesundheitssystems zu hoch, müssen diese nämlich über allgemeine Erhöhungen der Steuern oder Versicherungsbeiträge ausgeglichen werden. Damit wird aber über die erhöhten Lohnnebenkosten der gesamtwirtschaftlichen Produktionskraft Wachstumspotential entzogen. Dabei ist über eine Erhöhung der Einnahmen im Gesundheitswesen aber noch nicht gesichert, dass die Qualität und Effektivität dem Bedarf angemessen sind (Göpffarth u. Milbrandt 1998). Die Politik versucht in vielfacher Weise dieser komplexen Dynamik entgegenzutreten. Diesen Bedingungen unterliegen auch die Krankenhäuser. Sie sind ein großer Kostenfaktor im Gesundheitswesen und ihr zahlenmäßiger Bedarf wird angezweifelt. Der Konkurrenzdruck und der ökonomische Begründungszwang steigen. Die Krankenhäuser sind längst zu Wirtschaftsbetrieben geworden, die kontinuierlichen Entwicklungsprozessen unterworfen sind.

2.1.   Die Lernende Organisation

In Anlehnung an Giddens (1999) ist eine Organisation ein unpersönlich verwalteter, geplanter und zielgerichteter Verband von Personen, der zur Durchsetzung seiner Ziele mittels zweckgebundener Gebäude und Tätigkeiten mehr oder minder ausgeprägt in das gesellschaftliche Leben eingreift.

Argyris und Schön (1999) beschreiben, dass eine Organisation lernt, wenn sie sich Informationen aneignet, also ihren Informationsstand erweitert. Organisationales Lernen schließt einen Informationsgehalt, ein Lernergebnis und damit einen Lernprozess mit ein.

Diese Lernprozesse sind personell gebunden, dienen aber spezifischen Interessen der Organisation zu ihrem organisationalen Wissen und Handeln.

Organisationales Lernen findet folglich statt, wenn einzelne Personen oder Gruppen innerhalb einer Organisation im Interesse dieser eine Problemsituation untersuchen, bestehende Divergenzen erkennen, Handlungen zur Problemlösung einbringen und somit nachhaltige organisationelle Änderungsprozesse initiieren (Argyris u. Schön 1999).

Demzufolge benötigt eine Organisation Personen mit hoher spezifischer Kompetenz, um im Interesse der Organisation Lernbedarf zu erkennen, Lernprozesse zu gestalten und die folgerichtigen Handlungsentscheidungen zu treffen und zu begründen. Die organisationale Zielerreichung hängt demnach davon ab, inwiefern die Organisation personelle Ressourcen und Kompetenzen besitzt. Wirtschaftlicher Erfolg von Organisationen steht also in engem Zusammenhang zu ihren erfolgreichen Lernprozessen.

Die Lernerfolge einer Organisation sind eng an strukturelle Bedingungen geknüpft, die feste, stabilisierende und flexible, veränderungsbereite Organisationsstrukturen zugleich erfordern. Lernende Organisation heißt also nicht strukturloses Chaos. Lernende Organisationsprozesse beinhalten auch Ziele Organisationsentwicklungen zu stabilisieren (Schreyögg 1999).

Das Konzept der Lernenden Organisation bzw. des organisationellen Lernens als theoretischer Bezugsrahmen steht der Praxis als Instrument des Assessments, als Ansatzpunkt kontextueller Gestaltung und als Kernfragen strukturierender Beobachtungsansatz in der Organisationsentwicklung zur Verfügung (Roehl u. Wiegand 1998).

Die organisationalen Lernprozesse sind in kontinuierlicher Weise verschiedenen Bedingungswandlungen unterlegen und bedürfen daher innovativer, strategischer, qualitativer und situationsbezogener Entscheidungskompetenz (Spannagl 1997, Friedrich 1997, Horn 1997).

Solche Entscheidungskompetenz ist für eine Organisation lebensnotwendig. Insbesondere für sehr weitreichende Entscheidungen, die meist auf Ebene des mittleren und höheren Managements getroffen werden, ist sie unabdingbar. Aber auch in sogenannten niedrigeren Hierarchieebenen werden verschiedene Entscheidungen getroffen, die für eine Organisation wesentlich sein können. Deswegen ist im Rahmen von Organisationsentwicklung als Lernprozess eine berufliche Lernkultur mit lernförderlichem Milieu und lernstimulierenden Strukturen für sämtliche Mitarbeiter notwendig.

2.1.1. Die erfolgreiche Organisation

In betriebswirtschaftlicher Sicht, ist eine Organisation u.a. dann erfolgreich, wenn das Managementsystem einerseits versucht die dauerhafte Anpassungs- und Leistungsfähigkeit des Unternehmens an bestehende Bedingungen zu sichern, in dem es das Angebot, die Strategien, organisationelle Strukturen und Führungsprinzipien für Veränderungen und Neuorientierungen offen hält und andererseits die Leistungsbereitschaft der Mitarbeiter durch Motivation, Führung und Personalentwicklung beeinflusst sowie die Angebotsmöglichkeiten durch aktuelle Erkenntnisse stützt. Eine erfolgreiche Organisation ist in diesem Sinne ein lernfähiges Gebilde, denn Erfolg setzt Wandlungsfähigkeit voraus (Conrad 1998).

Senge (1996) beschreibt, dass der Erfolg der Organisationsentwicklung stark von fünf Disziplinen abhängig ist, die eine erfolgreich lernende Organisation prägen:

- Systemdenken
- Selbstführung und Persönlichkeitsentwicklung
- Mentale Modelle
- Eine gemeinsame Vision
- Team-Lernen (Senge, 1996, S. 14ff).

Insbesondere das systemische Denken ist als integrative Disziplin von hervorstechender Bedeutsamkeit. Ohne den systemischen Ansatz werden beispielsweise die mentalen Modelle als philosophischer Hintergrund und die Visionen einer Organisation an ihre Grenzen stoßen. Ebenso werden die Persönlichkeitsentwicklung und das notwendige Teamlernen der Mitarbeiter in ihren Potentialen beschränkt (Senge 1996).

Aber gerade Aspekte wie die Persönlichkeitsentwicklung eines jeden Organisationsmitgliedes und die Ergebnisse des Team-Lernens bestimmen die Entscheidungskompetenz zu organisationalem Handeln und stellen damit dringend benötigte Organisationsgrundlagen dar. Die erfassten Informationen und das angeeignete Wissen einer Organisation als Fundament des organisationalen Handelns entsteht aus Lernprozessen der Persönlichkeitsentwicklung und Teamarbeit. Diese Lernprozesse müssen nach Little (1995) zielorientiert in Zusammenwirkung mit den Leistungszielen der Organisation gemanaged und in kontinuierlicher Entwicklung gehalten werden. Hennemann (1998) konstatiert, dass das über Lernprozesse angeeignete Wissen und Können kollektiviert und unternehmensdienlich angewandt sowie die Kollektivierung und Anwendung dauerhaft gesichert werden muss.

Es zeigt sich, dass ein Informations- und Wissensmanagement auf Basis der organisationalen Lernprozesse ein wesentlicher Faktor zur Organisationsentwicklung allgemein wie auch zur Persönlichkeitsentwicklung und Lernfähigkeit eines Teams insbesondere ist (Probst, Romhardt 1997; Bungard 1997). Informations- und Wissensmanagement stellt demzufolge eine notwendige Basis der Lernenden Organisation dar. Nach Stäbler (1999) ist durch organisationale Stimulierung der Mitarbeiter die Förderung und Nutzung selbstgesteuerter Lernprozesse erfolgreich möglich.

Das Management des organisationalen Wissens bestimmt damit anteilig den möglichen Erfolg einer Lernenden Organisation (Pawlowsky, Reinhardt 1997). Nach Wilke (1996) sind folgende Schritte zur Entwicklung einer organisationellen Wissensbasis notwendig:

- Aufbau einer Vision
- Definition von Grenzen
- Entwicklung von Ressourcen
- Gestaltung von Strukturen
- Gestaltung von Prozessen
- Organisationales Lernen (Wilke, 1996, S. 186).

Erfolgreiche Organisationen zeichnen sich u.a. auch durch kontinuierliche Investition in die Mitarbeiterzufriedenheit und -motivation aus. Die Mitarbeiter als Sozialkapital oder Humanressourcen der Organisation sind anteilig am Erfolg beteiligt. Gutes soziales Kapital macht Unternehmen effizienter (Prusak, Cohen 2001; Putnam 2001; Geus 1998; Friczewski 1996).

Als weitere wesentliche Aspekte, die Lernprozesse voraussetzen, können folgende Erfolgsfaktoren einer Organisation nach Walter (2003) angesehen werden:

- Entwicklung und dauerhafte Verankerung des Managementsystems
- Investitionen in das Sozial- und Humankapital

- Verbesserung von Wohlbefinden und Gesundheit
- Verbesserung der Produktivität, Qualität und Wirtschaftlichkeit (Walter, 2003, S. 74).

2.1.2.   Die gesunde Organisation

Genau wie u.a. das Wissen einer Organisation eines guten Managements bedarf, so ist das Management der zwischenmenschlichen Beziehungen innerhalb einer Organisation von enormer Bedeutung. Das Verhältnis der Personen des mittleren und höheren Managements hat einen großen Einfluss auf Wohlbefinden und Gesundheit der Mitarbeiter. Das läßt sich u.a. an Fehlzeiten und Produktionsergebnissen messen. Eine Investition in das sogenannte Human- oder Sozialkapital durch gesundheitsfördernde Arbeitsbedingungen der Mitarbeiter bewirken also auch ein besseres Outcome und geringere Produktionskosten durch verbesserte Zusammenarbeit und geringere Fehlzeiten (Walter, Münch, Badura 2002; Friczewski 1996). Demzufolge ist eine Betriebliche Gesundheitsförderung oder ein Betriebliches Gesundheitsmanagement in einer Lernenden Organisation von großem Vorteil (Badura, Hehlmann 2003; Priester 1998).

Auch die Kooperation zwischen den Führungspersonen kann diesbezüglich als Team-Lernen angesehen werden und stellt daher einen wesentlichen Faktor für eine Lernende Organisation dar. Hier zeigt sich erneut der Ansatz des notwendigen Systemdenkens. Management in der Lernenden Organisation heißt folglich auch die soziale Vernetzung zu fördern. Im betrieblichen Gesundheitsmanagement gilt daher weniger ein personenbezogener Ansatz als ein organisationsbezogener Ansatz mit der Schwerpunktverlagerung von einzelnen Personen zum sozialen System (Badura, Hehlmann 2003).

Eine Organisation kann nur erfolgreich sein, wenn ihre Mitarbeiter motiviert und handlungsfähig sind. Deshalb stellt betriebliche Gesundheitsförderung eine wichtige Voraussetzung für organisationalen Erfolg dar. Die Möglichkeit der Mitarbeiter in einer angenehmen Atmosphäre, mit der Chance zur Persönlichkeits- und Kompetenzentwicklung und sozialer Interaktion zu arbeiten fördert das Wohlbefinden und die Verringerung psychosozialer Belastungen (Priester 1998; Teichmann 1999).

In diesem Sinne zeichnen sich gesunde Organisationen, die also erfolgreiches Gesundheitsmanagement betreiben sowie umfassende Lernprozesse vollziehen und darüber ihre Ziele erreichen, durch folgende Merkmale aus:

- partnerschaftlicher Führungsstil

- viele gemeinsame Überzeugungen, Werte und Verhaltensregeln

- flache Hierarchien

- Vertrauen und gegenseitige Hilfe

- Transparenz der Entscheidungen

- Partizipationsmöglichkeiten und Handlungsspielräume

- Hochentwickeltes System der Weiterbildung

- Gute, abteilungsübergreifende Zusammenarbeit

- Wenig intensive Konflikte zwischen Topmanagement und Belegschaft (Badura, Hehlmann 2003, S. 20).

2.2. Das lernende Krankenhaus

Aufgrund des internen und besonders des externen Handlungsdruckes sind Krankenhäuser heute und in Zukunft gezwungen andere Ziele zu erarbeiten und zu erreichen. Als soziale Organisationen sind Krankenhäuser aber zudem noch besonderen Bedingungen der Politik, des Marktes und der Ressourcenallokation ausgesetzt. Dennoch sind Krankenhäuser genötigt Dienstleistungsunternehmen zu werden, die bei möglichst sinkenden Kosten eine gleichbleibende oder verbesserte Qualität erzeugen (Eiff 1998; Bungard 1997).

Weiterhin zeichnet sich in der Wissenschaft ein Paradigmenwechsel von Krankheit zu Gesundheit ab, der aufzeigt, dass die Gesundheit der Bevölkerung nicht wesentlich von beispielsweise kurativer Medizin abhängt, sondern eher von Gesundheitsförderung (Badura 1997). Damit zeigt sich ein zukünftiger Wandel der Aufgaben eines Krankenhauses auf und es wandeln sich ebenso dessen Ziele. Es ergeben sich erhöhte organisationale Lernbedarfe. Die Organisation Krankenhaus ist ein lernendes System. Es hat allerdings auch besondere Lernbedingungen, die geprägt sind von traditionellen Professionskulturen und damit verbundener Sozialisation und Bildung der Mitarbeiter. Bisherige Lerninhalte der Organisationsmitglieder im Krankenhaus beinhalten kaum spezifische Schwerpunkte, die auf die Organisation und ihre Entwicklung ausgerichtet sind. Daher hat die Organisation Krankenhaus aufgrund der starken Wandlungsprozesse und des externen Druckes besonders hohen Lernbedarf. Deswegen müssen Krankenhäuser, um ihre Existenz zu sichern, ihre Lernfähigkeit steigern (Pfaff 1997). Sie haben damit großen Handlungsbedarf in ihrer

Organisationsentwicklung. Diesbezüglich tragen sie hohe Verantwortung ihren Nutzern wie auch ihren Angestellten gegenüber.

Das Krankenhausmanagement bezieht sich zunehmend stärker auf das Dreieck von Patientenorientierung, Personalorientierung und Wirtschaftlichkeit (Pfaff 1997). Diese Dimensionen begründen die Existenzberechtigung der sozialen Organisation Krankenhaus. Daher stellen sie die Grundlage ihrer Lernprozesse dar. Das Krankenhaus als Lernende Organisation verfolgt damit im Wesentlichen zwei Ziele zur Optimierung der Effizienz: Erstens durch Verbesserung der Ressourcenmuster die Patientenorientierung zu steigern und zweitens die Mitarbeiter als korporative Akteure von Betroffenen zu Beteiligten zu machen (Borsi 2000).

Gerade die Mitarbeiterorientierung stellt im Krankenhaus einen besonders wichtigen Aspekt dar. Es gibt im öffentlichen Dienst hohe Fehlzeiten der Mitarbeiter (Marstedt, Müller, Jansen 2002). Die Personalentwicklung im Sinne von Förderung der Lern- und Lernorganisationskompetenz sowie der Veränderungskompetenz der Mitarbeiter und die betriebliche Gesundheitsförderung sind im Krankenhaus von hoher Relevanz. Praxisbeispiele zeigen Erfolge auf (Geerken 2003; Münch, Walter, Badura 2002). Weiterhin gibt es in Deutschland z.B. in der Pflege eine große Anzahl von Berufsaussteigern, was einen Fachkräftemangel und hohe Fluktuation fördert (Hasselhorn, Tackenberg, Müller 2003). Häufige Wechsel in den beruflichen Teams von Krankenhäusern bewirken eine zunehmende Mitarbeiterunzufriedenheit, unterbrochene Lernprozesse und damit monetäre Verluste.

Aus diesen Gründen sind gerade Krankenhäuser einem höheren Bedarf an Managementaufgaben unterlegen. Die Management- und Organisationsfähigkeit etabliert sich als eine wesentliche Kernkompetenz der Lernenden Organisation Krankenhaus (Eiff 1998). Daraus folgt, dass das mittlere und höhere Management nachhaltige Auswirkungen auf die lernende Organisation Krankenhaus hat. Lernt die Organisation Krankenhaus nicht oder nur wenig, so wird sich auch ein wirtschaftlicher Erfolg nur unzureichend einstellen können.

3. Neue Anforderungen an das Krankenhausmanagement

In den bisherigen Ausführungen zeichnen sich hohe Anforderungen an ein Krankenhausmanagement ab soll das Krankenhaus als Organisation lernen. Hier sollen einige ausgewählte Aspekte beleuchtet werden.

3.1.   Management des Wandels

In Krankenhäusern wird ein Management des Wandels notwendig (Wanner 1997). Manager müssen hier als eine ihrer wesentlichen Aufgaben das Steuern und Gestalten von Veränderungsprozessen im sozialen System ansehen.

Da ein solches Management der Wandlungen in verschiedenen prozesshaften Phasen verläuft, ist eine Prozessorientierung unbedingte Grundlage des Krankenhausmanagements (Eiff 1998). Ein Management des Wandels beinhaltet also grundsätzlich ein Prozessmanagement. Dieses beinhaltet u.a. einen Kulturwandel zu unterstützen, eine Partizipation der Mitarbeiter zu erweitern, das Wissen neu zu organisieren und Entscheidungsprozesse der Leitungskräfte zu optimieren (Grossmann u. Scala 2001).

Zur Gestaltung und Steuerung solcher Prozesse wird eine strategische wie auch integrierte Organisations- und Personalentwicklung notwendig (Wanner 1997; Drosten 1996), die auf den Strukturen und Erfolgen der Lernprozesse aufbaut. Das Management selbst wird zum eigenreflexiven Prozess und damit zum Gegenstand organisationalen Lernens. Das Managementverständnis muss sich zu einem lernorientierten Ansatz entwickeln, um kognitive Dissonanzen und Erwartungsenttäuschungen zu verhindern (Eberl 1998).

3.2.   Betriebliches Gesundheitsmanagement

Es wird deutlich, dass in Krankenhäusern ein verbessertes Führungsverhalten notwendig wird.

Studien belegen eine positive Wirkung von Betrieblichem Gesundheitsmanagement auf das Führungsverhalten der Managementpersonen (Walter, Münch, Badura 2002). Für Anbieter sozialer Dienstleistungen, wie Krankenhäuser, hat das Managementverhalten ebenso eine direkte Wirkung auf die Dienstleistungsqualität, da die Mitarbeitermotivation und -zufriedenheit stets eine enorme Wirkung auf die Prozess- und Ergebnisqualität sozialer Arbeit haben.

Da schon aufgezeigt wurde, dass Gesundheitsmanagement ebenso einen positiven Effekt in ökonomischer Perspektive wie auch bezüglich der Mitarbeiterzufriedenheit besitzt, zeichnet sich ein kontinuierliches Gesundheitsmanagement als Führungsaufgabe ab. Häufige Wechsel in den beruflichen Teams durch den häufigen Berufsausstieg von Mitarbeitern in Krankenhäusern bewirken eine zunehmende Mitarbeiterunzufriedenheit, unterbrochene Lernprozesse und damit monetäre Verluste. Ein Gesundheitsmanagement kann solchen Tendenzen entgegenwirken.

Für das Management eines Lernenden Systems Krankenhaus gilt also bezüglich der Personalentwicklung, um eine erfolgreiche und gesunde Organisation zu entwickeln und zu erhalten, auch die Diagnostik und Beurteilung der gesundheitsbezogenen Arbeitssituation der Mitarbeiter und folgerichtige Interventionen sowie deren Evaluation zur Erhaltung und Erlangung einer gesundheitsförderlichen Arbeitsatmosphäre (Schreyögg 1999; Badura, Hehlmann 2003).

3.3.   Kooperation im Lern- und Wissensmanagement

Gerade durch das Führungsverhalten der Managementpersonen sind Erfolg und Misserfolg der Lern- und Entwicklungsprojekte einer Organisation geprägt (Kühnle 2000; Schreyögg, 1999). Die Bedeutung des Managements im Rahmen von Organisationsentwicklung ist offensichtlich. Positive und negative Effekte von Management haben, wie in Ansätzen aufgezeigt, grundsätzlich eine nachhaltige ökonomische Relevanz. Dies ist ein wesentlicher unternehmerischer Aspekt des sogenannten Organisationskapitals (Conrad 1998). Diese Maxime gilt nunmehr auch in Krankenhäusern.

Daher gilt besonders in Krankenhäusern das Teamlernen als ein wichtiger Punkt zur nachhaltigen und wirtschaftlichen Organisationsentwicklung. Diese Kooperation muss vom Management vorgelebt und gefördert werden. Solche Aspekte in einem Krankenhaus umzusetzen, stellt eine große Herausforderung dar. In einem Krankenhaus bestehen traditionelle Kulturen, sozialisationsbedingte Strukturen und besondere Macht-, Kommunikations- und Konfliktdynamiken (Stratmeyer 2002; Borsi 2000; Feuerstein 1993). In einer Organisation als solche bestehen grundsätzlich spezifische Machtmomente (Morgan 1997), die insbesondere im System Krankenhaus unter besonderen Bedingungen zu reflektieren, zu bewältigen und zu vermeiden sind. Das zeigt besonderen Lernbedarf und eine notwendige Lernkultur unter spezifischen Bedingungen im System Krankenhaus auf. Das Management ist verantwortlich für die Initiierung und Implemtierung von reflexiven und diskursiven Kommunikations-, Lern- und Arbeitsstrukturen (Borsi 2000).

Gerade in einem Krankenhaus mit seinen besonderen Bedingungen als soziale Dienstleistungsorganisation besteht der Bedarf im Sinne von Patienten- und Mitarbeiterorientierung an kooperativen Arbeitsstrukturen und Lernprozessen.

4. Andere Aufgaben des ärztlichen Krankenhausmanagements

Die bisherigen Ausführungen zeigen auf, dass Krankenhausmanagement sich rapide wandeln muss. Besonders die beiden Berufsgruppen der Pflege und Medizin müssen in ihrem Managementhandeln besondere Wandlungen vollziehen und neue Denkweisen entwickeln. Für die Pflege bedeutet dies z.B. höhere Verantwortung zu tragen, Begründungen in ihrem Handeln zu kennen und daher teaminterne Lernprozesse zu steuern und zu initiieren (Borsi, Schröck 1995). Die Pflege muss daran arbeiten, eine Lernkultur zu entwickeln.

Es bedeutet aber auch, dass neue Formen der Zusammenarbeit untereinander und mit den Patienten notwendig werden. Damit ist deutlich, dass einerseits das professionelle Handeln dieser Berufsgruppen starken Wandlungen unterlegen ist, aber andererseits dies auch besondere Anforderungen und Veränderungen im Management bewirkt.

Hier sollen besondere ausgewählte Aspekte des ärztlichen Managements exemplarisch hervorgehoben werden.

4.1.   Patientenorientierung

Für Ärzte in mittleren und höheren Managementpositionen eines Krankenhauses bewirkt der Wandel einen Zwiespalt zwischen alten und neuen Aufgaben. Es werden zunehmend mehr Managementanforderungen in das Handlungsfeld aufgenommen. Damit zeichnet sich eine Distanzierung von den patientennahen Aufgaben ab. Weiterhin vollzieht sich ein Wandel in den ärztlichen Aufgaben selbst, der durch hohen Verwaltungsaufwand begleitet wird. In der Versorgungslandschaft ergibt sich ein Weg von Kuration in der medizinischen Versorgung hin zu Prävention und Gesundheitsförderung. Damit erfolgt ein Weg von Diagnoseorientierung hin zur Patientenorientierung bzw. weniger Management von Krankheitsbildern und mehr Bedürfnis- und Interessenorientierung von Menschen als Individuen und Gruppen.

Die wesentlich stärkere Patientenorientierung steht heute im Vordergrund des ärztlichen Handelns und vor allem des ärztlichen Managements. Studien zeigen, dass insbesondere das Fehlen einer patientenorientierten Unternehmenskultur das Aufgreifen von Patienteninteressen, -bedürfnissen und -wünschen verhindern (Blum 1998). Daraus lässt sich schließen, dass gerade auch das ärztliche Handeln wesentlich stärker eine sogenannte doppelte Handlungslogik, regelgeleitet und fallverstehend, aufgreifen muss. Dementsprechend müssen Ärzte auch im Krankenhaus ihre Bestimmungsmacht gegenüber den Patienten abbauen, weniger diagnoseorientiert sondern vermehrt personenzentriert handeln, sowie stärker mit den Patienten und ihren Angehörigen kooperieren. Der Arzt wird zum Dienstleister für den Menschen und verliert daher bisher besetzte hierarchische Strukturen.

4.2.   Organisationsorientierung

Für das ärztliche Management gehören zukünftig ebenso Entscheidungen über das organisationale Angebot zur Aufgabe. Denn auch hier vollzieht sich ein Wandel des Angebotes und der Aufgaben von Krankenhäusern (Arnold 2000; Blum, Fack-Asmuth 1998) z.B. zur gemeindeorientierten, wohnortnahen Notfall- und Basisversorgung, Beratung zu Gesundheitsförderung und Prävention, Kooperation mit Belegärzten zur effektiveren Nutzung von strukturellen und technischen Ressourcen, Kooperation mit Vertragspartnern zur gemeindeorientierten Versorgung mit Nähe zu Diagnostik und Notfallversorgung (Hospiz, Geburtshaus), gemeindeübergreifende Spezialisierung (Rehazentren, Therapiezentren), etc. (in Anlehnung an z.B. Badura 1993). Die Krankenhäuser müssen lernen Ressourcen auszuschöpfen und innovative Wege zu gehen. Es werden grundlegende Aufgaben der Gesundheitssystemgestaltung für das Management notwendig.

Es zählt hier nicht mehr das medizinische Versorgungssystem, sondern das multiprofessionelle Angebot einer sozialen Organisation, um effektiv und effizient sein zu können. Disziplinsozialisierte Denkmodelle verlieren an Wirksamkeit (Kühnle 2000). Daher schaden einseitig motivierte Entwicklungsansätze einer Lernenden Organisation Krankenhaus nachhaltig. Es werden ausgeprägte partizipative Strukturen notwendig (Borsi 2000), die z.b. eine medizinische Bestimmungsmacht zur erfolgreichen Organisationsentwicklung gegenüber anderen Berufsgruppen unmöglich macht. Auch Mediziner werden zunehmend gefordert, ihre Angebots- und Arbeitsstrukturen gesundheitswissenschaftlich zu fundieren und organisationale Entscheidungen im multiprofessionellen Konsens zu treffen. Das erfordert neue Lernprozesse im ärztlichen Management.

4.3. Managementorientierung

Es lässt sich für das mittlere und höhere ärztliche Management deutlich ein Wandlungsprozess in den Aufgaben erkennen. Das Management in Krankenhäusern erhält andere Aufgaben. Hierzu können beispielsweise folgende allgemeine Aspekte nach Bungard (1997) gezählt werden:

- Optimierung von Umstellungsmaßnahmen
- Schaffung der nötigen Infrastruktur
- Behebung von Qualifikationsdefiziten
- Akzeptanzsicherung zur Überwindung von Widerständen.

Weiterhin können auch die obigen Erfolgsfaktoren einer Organisation nach Walter (2003) als Managementaufgabe angesehen werden. Für solche Aufgaben ist dem Managementprozess eine unbedingte Lernorientierung immanent (Eberl 1998). Darin sind z.B. Prozessmanagement, Personalentwicklung, Kooperation und Systemgestaltung als wichtige Aufgaben auch eines ärztlichen Krankenhausmanagers enthalten. Deshalb ist es schon allein aus ökonomischer Perspektive wichtig, dass in diesem Rahmen Entscheidungen fundiert begründet und u.a. ein Projektmanagement erfolgreich abgeschlossen werden können. Gerade große Projekte zur Weiter- und Wissensentwicklung der Organisation sind aufgrund des Einsatzes von Humanressourcen und Materialien sehr teuer und besitzen in ihrer Teamarbeit nachhaltiges Potential zur Mitarbeitermotivation und -zufriedenheit, was sich langfristig ebenso in monetären Einheiten in Erfolg oder Misserfolg für die Organisation aufrechnen lässt.

Auch weitere oben angesprochene Aufgaben wie z.b. Personalentwicklung, Gesundheitsmanagement, Qualitätsmanagement, Wissensmanagement sind demnach im ärztlichen Krankenhausmanagement von großer Bedeutung in der Organisationsentwicklung. Für das mittlere und höhere ärztliche Management bedeutet dies Managementkonzepte, wie z.b. EFQM, sowie Konzepte der Arbeitsorganisation fundiert verstehen, initiieren und umsetzen zu können.

Es zeichnet sich für das ärztliche Management zusehends ein größeres Handlungsfeld auf der Führungsebene ab, als in der Patientenbehandlung und -beratung. Zukünftig könnten andere Arbeitsmodelle des ärztlichen Managements notwendig werden.

5. Neue Kompetenzanforderungen

Solche aufgezeigten Änderungsprozesse der Managementaufgaben in Krankenhäusern bewirken ebensolche Wandlungen in den Kompetenzanforderungen der Krankenhausmanager, denn die aktuellen Praxisanforderungen im Management erfordern auch die passenden Personen (Wagner 1998). Dies betrifft das Management sämtlicher Berufsgruppen. Hier soll aber wieder der exemplarische Schwerpunkt auf ausgewählte Aspekte des ärztlichen Managements gelegt werden.

5.1.   Managementkompetenz

Das Management einer Organisation stellt einen hochkomplexen Handlungsprozess dar, der u.a. das Systemdenken, das organisationale Wissensmanagement, die Förderung von Persönlichkeitsentwicklung und Team-Lernen, die Visions- und Innovationsmöglichkeit und die Qualitätsentwicklung beinhaltet. Die Aufgaben der Managementpersonen in Krankenhäusern werden besonders von Prozess-, Informations- und Gesundheitsmanagement sowie Management der organisationalen Lernprozesse und des Wandels geprägt. Die fachspezifischen und personengebundenen Entwicklungen und Interessen treten zugunsten der Prozessorientierung, der Kooperations- und Systemorientierung, der Mitarbeiter- und Patientenorientierung in den Hintergrund.

Das erfordert fundierte Entscheidungs-, Handlungs- und Begründungskompetenz der Personen des mittleren und höheren Managements aufgrund der Kenntnisse und Reflexion von verschiedenen Management- und Führungskonzepten. Für das ärztliche Management bedeutet dies, dass die fachspezifischen Kompetenzen in der Führungsposition weniger bedeutsam werden. Neue Kompetenzanforderungen bezüglich organisationeller Mitarbeiterführung und Organisationsmanagement stellen die Grundlagen ärztlichen Handelns in mittleren und höheren Managementpositionen dar. Es werden weniger naturwissenschaftliche und mehr sozialwissenschaftliche Erkenntnisse, wie z.b. Soziologie, Psychologie und Pädagogik, als Handlungsbasis erforderlich.

Weiterhin werden in Bezug z.b. auf ein Prozessmanagement verschiedene instrumentelle Kompetenzen notwendig, wie u.a. in der Prozessberatung, Moderation, Konzeptentwicklung und Präsentation. Besonders die Konzeptentwicklung erfordert Erfahrungen darin, wie ein Konzept entwickelt, geschrieben und fundiert begründet sowie umgesetzt und evaluiert wird, damit solche Konzepte gewinnbringend für die Organisation sein können und nicht planlos erarbeitet und erfolglos umgesetzt oder erst umgesetzt und dann geplant werden.

4.2 Betriebswirtschaftliche und gesundheitssystemgestaltende Kompetenz

Die Organisation Krankenhaus muss entsprechend marktwirtschaftlicher Regeln geführt werden. Die Managementpersonen müssen ihre Entscheidungen also auf fundierte und reflektierte Kenntnisse der besonderen Bedingungen von Gesundheitsökonomie und Gesundheitssystemgestaltung sowie allgemeinem betriebswirtschaftlichen Krankenhausmanagements stützen. Es werden folglich grundlegende, wissenschaftlich basierte Kenntnisse der Gesundheitssystemgestaltung, -evaluation, -ökonomie und Versorgungsforschung für die Managementpersonen notwendig.

Für das ärztliche Management bewirkt dies eine Verschiebung von naturwissenschaftlichen zu betriebswirtschafts- und gesundheitswissenschaftlichen wie auch gesundheitspoltischen Wissensfundamenten.

5.2.   Lern- und Lernorganisationskompetenz

Da sich im Management allgemein eine Lernorientierung als Voraussetzung ergibt und sich speziell für die Führungspersonen im ärztlichen Management die Wissensgrundlagen stärker in den sozial-, gesundheits- und betriebswirtschaftswissenschaftlichen Bereich verschieben aber auch stets aktuelle fachwissenschaftliche Erkenntnisse aufgrund eines hohen Wissensverfalls notwendig sind, ist für diese eine besondere Kompetenz des Lernens erforderlich. Das beinhaltet ein hohes Bewältigungskönnen zur kontinuierlichen Aneignung und Umsetzung wissenschaftlicher Ergebnisse in sämtlichen Bereichen.

Weiterhin sind Führungspersonen in einer Lernenden Organisation dafür verantwortlich, erfolgreiche Lernprozesse im Informations- und Wissensmanagement vorzuleben und umsetzen, zu fördern und zu stimulieren. Auch dazu benötigen sie sozialwissenschaftliche, insbesondere pädagogische und psychologische, Kenntnisse und Fähigkeiten.

Die Lern- und Lernorganisationskompetenz ermöglicht erst eine Reflexions- und Handlungsfähigkeit in der Lernenden Organisation. Daher wird von Leitungskräften ebenso erwartet, dass sie die Kompetenz besitzen, die Lern- und Lernorganisationskompetenz ihrer Mitarbeiter zu fördern, damit die Organisation sich einerseits nicht nur am bestehenden Wissen orientieren muss, und sich andererseits nicht nur anhand des untersten Bildungsniveaus der Mitarbeiter ausrichten kann wodurch sich die Organisationsentwicklung entsprechend langsam, unflexibel und erfolglos gestaltet, weil einige Mitarbeiter aufgrund von Überforderung demotiviert und andere wegen Unterforderung frustriert sind.

5.3.   Soziale und kooperative Kompetenz

Um z.B. die nach Bungard (1997) und Walter (2003) aufgezeigten Aufgaben eines Krankenhausmanagements umsetzen zu können sind besondere zwischenmenschliche Interaktion bezüglich der multiprofessionellen Kooperation, Mitarbeiterführung und Begegnung mit Patienten und deren Angehörigen notwendig. In der Kooperation und Partizipation mit Patienten, Angehörigen, Mitgliedern anderer Berufsgruppen und anderen Managementpersonen sind vor allem eine ausgeprägte soziale Kompetenz von hoher Bedeutung für das soziale System Krankenhaus. Organisationelle Lernprozesse und Qualitätsentwicklung hängen sehr von zwischenmenschlicher Kommunikation und sozialer Interaktion ab.

Erfolgreiche Organisationen müssen demnach auf Managementpersonen mit besonderen sozialen und kooperativen Kompetenzen zurückgreifen. Das Vertrauen, das Mitarbeiter in ihre Führungspersonen besitzen sowie die zwischenmenschliche Interaktion, die sie durch diese vorgelebt bekommen, ist von hoher Relevanz für den Erfolg der Lernprozesse einer Organisation und damit für die Organisationsentwicklung allgemein und die Zielerreichung im Besonderen. Die Relevanz der disziplinspezifischen Kompetenz rückt bezüglich der Sozialkompetenz in den Hintergrund.

6. Schlussfolgerungen

Es zeigt sich, dass die Organisation Krankenhaus auf sehr kompetente Managementpersonen angewiesen ist, da das Krankenhausmanagement ein sehr komplexes und anspruchsvolles Handlungsfeld geworden ist. Die Führungskräfte wirken in bedeutender und nachhaltiger Weise auf die Lernfähigkeit der Organisation ein und bestimmen damit auch deren wirtschaftlichen Erfolg in komplexer Dimension. Es wird demnach ökonomisch unsinnig bzw. teuer, eine Position des mittleren oder höheren Managements mit einer ungeeigneten, diesbezüglich inkompetenten Person zu besetzen. Im Bereich Krankenhaus heißt dies z.B. sehr eindeutig, dass zur Besetzung beispielsweise einer ärztlichen Managementposition die medizinisch-fachliche Kompetenz nicht mehr von vordergründiger Relevanz ist. Die entsprechende Management- und Sozialkompetenz ist von entscheidenderer Bedeutung für den Posten des sogenannten Chef- oder Oberarztes.

Deswegen lässt sich folgern, dass Ärzte im Rahmen der heutigen Bedingungen des Gesundheitssystems nicht mehr allein nach medizinischen Erfolgen und Erfahrungen oder der medizinisch-wissenschaftlichen Reputation als geeignete Person für eine Managementposition im Krankenhaus auszuwählen sind, sondern aufgrund von Managementkompetenz, betriebswirtschaftlicher, sozial- und gesundheitswissenschaftlicher Fachkompetenz wie auch sozialer Kompetenz eingestellt werden sollten. Die Organisation Krankenhaus kann zukünftig ihre Lernerfolge nur durch Personen mit ausgeprägter Führungskompetenz erhalten und steigern. Damit hängt die Existenz der Lernenden Organisation Krankenhaus weniger von den disziplinspezifischen (z.B. medizinischen) Kompetenzen der Managementpersonen ab.

Aufgrund anderer Kompetenzanforderungen an die Personen im mittleren und höheren Krankenhausmanagement werden andere Qualifikationsanforderungen an diese gestellt.

Besonders für die ärztlichen Führungskräfte heißt das, dass sie eine völlig andere Ausbildungsgrundlage benötigen. Es wird zukünftig notwendig sein, dass die Führungspersonen im Krankenhausmanagement hochqualitative Zusatzqualifikationen benötigen. Krankenhäuser können es sich nicht leisten, ein unqualifiziertes Management zu betreiben. Verluste durch geringe Effektivität, unfundierte Entscheidungen und ungenügende Förderung von Lernprozessen bzw. Organisations- und Qualitätsentwicklung können Krankenhäuser an den Rande ihrer Existenzmöglichkeit bringen.

7. Abschluss

Der Artikel richtete sich an der Frage aus, welche Auswirkungen das mittlere und höhere Management eines Krankenhauses auf die Lernende Organisation besitzt und welche Bedeutung dies für Krankenhäuser im aktuellen gesundheitspolitischen Geschehen hat. Es wurde diesbezüglich aufgezeigt, dass die Führungspersonen der Lernenden Organisation Krankenhaus eine enorme Auswirkung auf die erfolgreiche Lernentwicklung der Organisation haben und dies insbesondere aufgrund der Wandlungen im Gesundheitswesen ausgeprägte Anforderungs- und Aufgabenveränderungen für das Krankenhausmanagement mit sich bringt. Damit wird deutlich, dass das Management eines Krankenhauses hohe Verantwortung für das gelingende Lernen der Organisation besitzt. Das Management fördert oder hemmt Lernkultur und Lernstrukturen, damit also auch den Erfolg der lernenden Organisation Krankenhaus. Das Krankenhausmanagement hat folglich große Auswirkungen auf die lernende Organisation, denn das Management gestaltet die lernende Organisation und nicht umgekehrt.

Die Thesen haben sich in der Diskussion bestätigt. Damit wurde die Frage beantwortet und das Ziel erreicht.

8. Literatur

Arnold, Michael (2000). Die Zukunft des Akutkrankenhauses. In: Arnold. Krankenhausreport 2000. Stuttgart.

Argyris, Chris; Donald Schön (1999). Die lernende Organisation. Grundlagen, Methode, Praxis. Stuttgart: Klett-Cotta.

Badura, Bernhard; Thomas Hehlmann (2003). Die gesunde Organisation. Theorie und Praxis des Betrieblichen Gesundheitsmanagements.

Badura, Bernhard (1997). Strategisches Krankenhausmanagement: Auf dem Wege zum Gesundheitszentrum. In: Spörkel/Ruckriegl/Janßen/Eichler. Total Quality Management im Gesundheitswesen. Weinheim: Psychologie Verlags Union.

Badura, Bernhard (1993). Systemgestaltung im Gesundheitswesen: das Beispiel Krankenhaus. In: Badura/Feuerstein/Schott. System Krankenhaus. Weinheim München: Juventa.

Blum, Karl (1998). Verwertungsdefizite von Patientenbefragungen – Eine Ursachenanalyse. In: Z.f. Gesundheitswissenschaften Heft 3.

Blum, Karl; Werner G. Fack-Asmuth (1998). Versorgung mit stationären medizinischen Einrichtungen. In: HurrelmannHandbuch Gesundheitswissenschaften. Weinheim München: Juventa.

Borsi, Gabriele (2000). Das Krankenhaus als lernende Organisation. Heidelberg: Asanger.

Borsi, Gabriele; Ruth Schröck (1995). Pflegemanagement im Wandel. Berlin et al: Springer.

Bungard, Walter (1997). Das Krankenhaus im Wandel: Der dornige Weg zum Dienstleistungsunternehmen. In: Spörkel/Ruckriegl/Janßen/Eichler. Total Quality Management im Gesundheitswesen. Weinheim: Psychologie Verlags Union.

Conrad, Peter (1998). Organisationales Lernen – Überlegungen und Anmerkungen aus
betriebswirtschaftlicher Sicht. In: Geißler/Lehnhoff/Petersen. Organisationslernen im
interdisziplinären Dialog. Weinheim: Deutscher Studien Verlag.

Drosten, Sörge (1996). Integrierte Organisations- und Personalentwicklung in der Lernendenn
Unternehmung. Bielefeld: Bertelsmann.

Eberl, Peter (1998). Eine managementbezogene Betrachtung organisationaler Lernprozesse.
In: Geißler/Lehnhoff/Petersen. Organisationslernen im interdisziplinären Dialog.
Weinheim: Deutscher Studien Verlag.

Eiff, Wilfried von (1998). Krankenhaus-Management. In: Hurrelmann/Laaser. Handbuch
Gesundheitswissenschaften. Weinheim, München: Juventa.

Feuerstein, Günter (1993). Systemintegration und Versorgungsqualität. In:
Badura/Feuerstein/Schott. System Krankenhaus. Weinheim München: Juventa.

Friczewski, Franz (1996). Gesundheit und Motivation der Mitarbeiter als Produkt
betrieblicher Organisation. Berlin: Wissenschaftszentrum Berlin für Sozialforschung.

Friedrich, Roland (1997). Strategische Überlegenheit durch lernende Organisation. In:
Wieselhuber. Handbuch Lernende Organisation. Unternehmens- und Mitarbeiterpotentiale
erfolgreich erschließen. Wiesbaden: Gabler.

Geerken, Heino (2003). Betriebliche Gesundheitsförderung im Krankenhaus. In: Die
Schwester Der Pfleger Heft 2.

Geus, Arie P. de (1998). Jenseits der Ökonomie: Die Verantwortung der Unternehmen.
Stuttgart: Klett-Cotta.

Giddens, Anthony (1999). Soziologie. Gruppen und Organisationen. Graz/Wien: Nausner &
Nausner.

Göpffarth, Dirk; Beate Milbrandt (1998). Das Gesundheitswesen als Beschäftigungs- und
Wachstumsfaktor. In: Z.f. Gesundheitswissenschaften Heft 3.

Grossmann, Ralph; Klaus Scala (2001). Gesundheit durch Projekte fördern. Weinheim
München: Juventa.

Hasselhorn, H.-M.; P. Tackenberg; B.H. Müller (2003). Vorzeitiger Berufsausstieg aus der
Pflege in Deutschland als zunehmendes Problem für den Gesundheitsdienst – eine
Übersichtsarbeit. In: Gesundheitswesen Heft 1.

Hennemann, Carola (1998). Organisationales Lernen und die lernende Organisation.
München: Rainer Hampp Verlag.

Horn, Peter (1997). Mit Qualitätstechniken zur lernenden Organisation. In: Wieselhuber.
Handbuch Lernende Organisation. Unternehmens- und Mitarbeiterpotentiale erfolgreich
erschließen. Wiesbaden: Gabler.

Kühnle, Silke (2000). Lernende Organisation im Gesundheitswesen. Erfolgsfaktoren von
Veränderungsprozessen. Wiesbaden: Gabler.

Little, Arthur D. (1995). Management der Lernprozesse im Unternehmen. Wiesbaden: Gabler.

Marstedt, Gerd; Rainer Müller; Rolf Jansen (2002). Rationalisierung, Arbeitsbelastungen und
Arbeitsunfähigkeit im Öffentlichen Dienst. In: Badura/Litsch/Vetter. Fehlzeiten-Report
2001. Gesundheitsmanagement im öffentlichen Sektor. Berlin et al: Springer.

Morgan, Gareth (1997). Bilder der Organisation. Stuttgart: Klett-Cotta.

Münch, Eckhard; Uta Walter; Bernhard Badura (2002). Führungsaufgabe
Gesundheitsmanagement. Berlin: Edition Sigma.

Pawlowsky, Peter; Rüdiger Reinhardt (1997). Wissensmanagement: Ein integrativer Ansatz
zur Gestaltung organisationaler Lernprozesse. In: Wieselhuber. Handbuch Lernende
Organisation. Unternehmens- und Mitarbeiterpotentiale erfolgreich erschließen.
Wiesbaden: Gabler.

Pfaff, Holger (1997). Das lernende Krankenhaus. In: Z.f. Gesundheitswissenschaften Heft 4.

Priester, Klaus (1998). Betriebliche Gesundheitsförderung. Voraussetzungen-Konzepte-
Erfahrungen. Frankfurt a.M.: Mabuse-Verlag.

Probst, Gilbert J.B.; Rüdiger Reinhardt (1997). Bausteine des Wissensmanagements – ein
praxisorientierter Ansatz. In: Wieselhuber. Handbuch Lernende Organisation.
Unternehmens- und Mitarbeiterpotentiale erfolgreich erschließen. Wiesbaden: Gabler.

Prusak, Laurence; Don Cohen (2001). Soziales Kapital macht Unternehmen effizienter. In:
Harvard Business Manager Heft 6.

Putnam, Robert D. (2001). Gesellschaft und Gemeinsinn. Gütersloh: Verlag Bertelsmann
Stiftung.

Roehl, Heiko; Martin Wiegand (1998). Blinde Flecken organisationellen Lernens. In:
Geißler/Lehnhoff/Petersen. Organisationslernen im interdisziplinären Dialog. Weinheim:
Deutscher Studien Verlag.

Schreyögg, Georg (1999). Organisation. Grundlagen moderner Organisationsgestaltung.
Wiesbaden: Gabler.

Senge, Peter M. (1996). Die fünfte Disziplin. Stuttgart: Klett-Cotta.

Spannagl, Johannes (1997). Lernende Organisation und Innovation. In: Wieselhuber.
Handbuch Lernende Organisation. Unternehmens- und Mitarbeiterpotentiale erfolgreich
erschließen. Wiesbaden: Gabler.

Stäbler, Samuel (1999). Die Personalentwicklung in der "Lernenden Organisation". Berlin:
Duncker & Humblot.

Stratmeyer, Peter (2002). Das patientenorientierte Krankenhaus. Eine Einführung in das
System Krankenhaus und die Perspektiven für die Kooperation zwischen Pflege und
Medizin. Weinheim München: Juventa Verlag.

Teichmann, Susanne (1999). Salutogene und pathogene Wirkungen sozialer Beziehungen in
der Arbeitswelt. In: Badura/Ritter/Scherf. Betriebliches Gesundheitsmanagement-Ein
Leitfaden für die Praxis. Berlin: Edition Sigma.

Wagner, Dieter (1998). Organisationslernen und Managementbildung. In:

   Geißler/Lehnhoff/Petersen. Organisationslernen im interdisziplinären Dialog. Weinheim:

   Deutscher Studien Verlag.

Walter, Uta; Eckhard Münch; Bernhard Badura (2002). Betriebliches

   Gesundheitsmanagement – eine Investition in das Sozial- und Humankapital. In: WSI

   Mitteilungen Heft 9.

Walter, Uta (2003). Vorgehensweisen und Erfolgsfaktoren. In: Badura/Hehlmann. Die

   gesunde Organisation. Theorie und Praxis des Betrieblichen Gesundheitsmanagements.

Wanner, Markus (1997). Den Wandel erfolgreich gestalten – Strategische

   Organisationsentwicklung bei sozialen Dienstleistern, Krankenhäusern und Rehakliniken.

   In: Wieselhuber. Handbuch Lernende Organisation. Unternehmens- und

   Mitarbeiterpotentiale erfolgreich erschließen. Wiesbaden: Gabler.

Wilke, H. (1996). Dimensionen des Wissensmanagements – Zum Zusammenhang von

   gesellschaftlicher und organisationeller Wissensbasierung. In: Schreyögg/Conrad.

   Wissensmanagement, Managementforschung Heft 6.